BEI GRIN MACHT SICH IHR WISSEN BEZAHLT

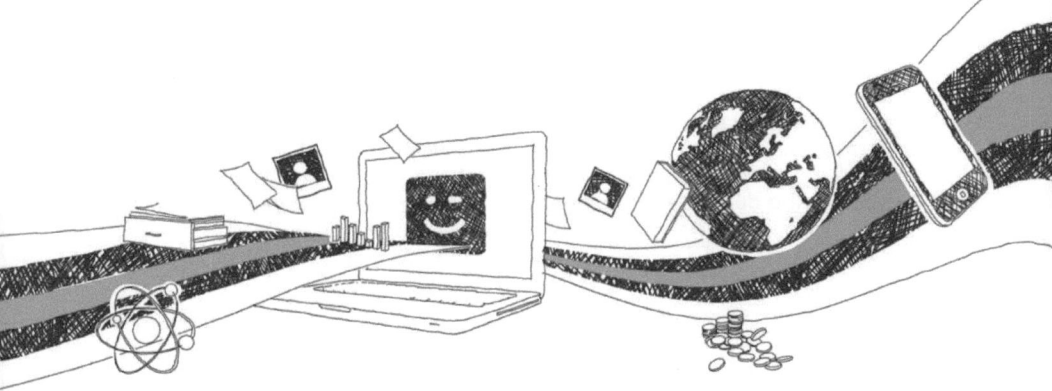

- Wir veröffentlichen Ihre Hausarbeit,
  Bachelor- und Masterarbeit

- Ihr eigenes eBook und Buch -
  weltweit in allen wichtigen Shops

- Verdienen Sie an jedem Verkauf

Jetzt bei www.GRIN.com hochladen
und kostenlos publizieren

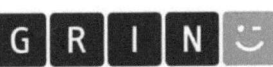

Bibliografische Information der Deutschen Nationalbibliothek:

Die Deutsche Bibliothek verzeichnet diese Publikation in der Deutschen National-
bibliografie; detaillierte bibliografische Daten sind im Internet über http://dnb.d-
nb.de/ abrufbar.

Dieses Werk sowie alle darin enthaltenen einzelnen Beiträge und Abbildungen
sind urheberrechtlich geschützt. Jede Verwertung, die nicht ausdrücklich vom
Urheberrechtsschutz zugelassen ist, bedarf der vorherigen Zustimmung des Verla-
ges. Das gilt insbesondere für Vervielfältigungen, Bearbeitungen, Übersetzungen,
Mikroverfilmungen, Auswertungen durch Datenbanken und für die Einspeicherung
und Verarbeitung in elektronische Systeme. Alle Rechte, auch die des auszugsweisen
Nachdrucks, der fotomechanischen Wiedergabe (einschließlich Mikrokopie) sowie
der Auswertung durch Datenbanken oder ähnliche Einrichtungen, vorbehalten.

Impressum:

Copyright © 2020 GRIN Verlag
Druck und Bindung: Books on Demand GmbH, Norderstedt Germany
ISBN: 9783346113771

Dieses Buch bei GRIN:

https://www.grin.com/document/520359

Damaris Lahmann

Hebammen im Nationalsozialismus

GRIN Verlag

GRIN - Your knowledge has value

Der GRIN Verlag publiziert seit 1998 wissenschaftliche Arbeiten von Studenten, Hochschullehrern und anderen Akademikern als eBook und gedrucktes Buch. Die Verlagswebsite www.grin.com ist die ideale Plattform zur Veröffentlichung von Hausarbeiten, Abschlussarbeiten, wissenschaftlichen Aufsätzen, Dissertationen und Fachbüchern.

Besuchen Sie uns im Internet:

http://www.grin.com/

http://www.facebook.com/grincom

http://www.twitter.com/grin_com

Hebammen im Nationalsozialismus

Damaris Lahmann

Hausarbeit im Studiengang Public Health M. Sc.

Hannover, 10. Dezember 2019

Inhaltsverzeichnis

1 Einleitung

2017 arbeiteten in Deutschland ca. 24.000 Hebammen und Entbindungspfleger in den verschiedenen Bereichen des Hebammenberufes, damit stellen diese eine ziemlich kleine Berufsgruppe in Deutschland (Statista 2019). Trotzdem oder gerade deswegen gibt es in diesem Beruf einige Regularien, welche ihn so besonders machen. Hebammen gelten als selbstständig und selbstbewusst. Sie lassen sich nicht einfach zu einer „Gehilfin des Arztes" machen (Uebe 2000: 5).

Bei der Kernaufgabe des Berufes, der Begleitung der Geburt, handelt es sich um eine „Vorbehaltene Tätigkeit" mit „Hinzuziehungspflicht" der Hebammen seitens der Ärzte (§4 HebG). Wie haben sich diese Besonderheiten geschichtlich entwickelt?

Im Rahmen dieser Hausarbeit wird der Punkt beleuchtet, welche Rolle die Hebammen im Nationalsozialismus gespielt haben. Daher werden die nachgeordneten Fragen: „Wie waren die Hebammen organisiert?", „Was waren die Hintergründe für die Entwicklung der Hebammenverbände?" und vor allem „Durch welche Instrumente wurden die Hebammen im Nationalsozialismus gesteuert?" genauer betrachtet, um im Anschluss ein Fazit zu ziehen. Bemerkenswert ist, dass unter der Herrschaft der Nationalsozialisten die Hebammen als Handlanger der Politik benutzt wurden, um den eugenischen Ansatz zu unterstützen. „Welche Wege wurden dafür genutzt, obwohl die einzige Verpflichtung von Hebammen darin besteht, Mutter und Kind zu unterstützen?" Hierzu werden stellvertretend zwei relevante Protagonistinnen, Nanna Conti und Emma Rauschenbach, vorgestellt, welche als Bindeglied zwischen Hebammen und Politik fungierten.

Mithilfe der freien Internetrecherche bei Google scholar und Google mit den Schlagworten „Hebammen", „Nationalsozialismus" und „drittes Reich" wurde Literatur für diese Arbeit gefunden. Bei der Bibliotheksrecherche in der Bibliothek der Medizinischen Hochschule Hannover konnten unter den Stichwörtern „Hebammen" und „Nationalsozialismus" ebenfalls Treffer erreicht werden. Durch Sichtung von Referenzlisten ergab sich weiteres Material für diese Hausarbeit.

Die Möglichkeit zur Ausbildung in diesem Beruf gibt es für Männer erst seit 1985. Die daraus resultierende männliche Berufsbezeichnung „Entbindungspfleger" spielt daher in dieser Arbeit keine Rolle (Janas 2019). Zur besseren Lesbarkeit wird im weiteren Verlauf dieses Textes sowohl der Begriff Hebamme synonym für alle Angehörigen dieser Berufsgruppe als auch der Begriff Ärzte für Ärzte und Ärztinnen verwendet.

2 Hintergrund

2.1 Hebammenarbeit bis 1930

Der Hebammenberuf gilt als einer der ältesten Frauenberufe. Uebe beschreibt im 15. Jahrhundert die erste Erwähnung der Regelung des Berufes über eine Hebammenordnung in den Städten Ulm und Regensburg. Die Ausübung des Berufes war nur verheirateten Frauen mit gutem Leumund erlaubt. Diese wurden von erfahrenen Hebammen über 2-3 Jahre unterrichtet. Nach einer anschließenden Prüfung wurden sie vereidigt und bekamen eine Zulassung für ein bestimmtes Gebiet.

Dabei waren die Hebammen verpflichtet, jeder Frau zu Hilfe zu kommen und sich im Notfall Unterstützung von einer Kollegin oder einem Arzt zu holen. Die geburtshilflichen Tätigkeiten waren klar umrissen, so durften keine medikamentösen Therapien oder geburtsbeschleunigenden Maßnahmen durchgeführt werden. Die notwendigen Geräte waren parat zu halten und Hebammen durften die Stadt nur mit Erlaubnis des Bürgermeisters verlassen. Wurden uneheliche Kinder geboren, mussten die Hebammen dies den Behörden melden und die Durchführung der Taufe sowie der Nottaufe waren in der Hebammenordnung geregelt. Die Bezahlung war schlecht und es war Usus, Hebammen zusätzlich mit Naturalien zu bezahlen, wie zum Beispiel mit Brennholz (Uebe 2000: 7; vgl. Sauer-Forooghi 2004: 11-15).

Im Zuge der Gründung des deutschen Reiches 1871 wurde der Hebammenberuf zu einem Gewerbe erklärt und die Gewerbegesetzgebung bekam Einfluss auf den Hebammenberuf. In der Folge erhielten die Hebammen eine auf den deutschen Staat ausgedehnte Freizügigkeit, die es ihnen ermöglichte, den Arbeitsort frei zu wählen und ihren Lohn mit der Frau frei zu verhandeln. Lediglich Hebammen, denen die Ausbildung von einer Gemeinde finanziert wurde, waren weiterhin an dieses Gebiet gebunden und wurden von der Gemeinde bezahlt. Die Freizügigkeit führte zu einer Abwanderung der freien Hebammen aus den ländlichen Gebieten mit weiten Wegen und geringem Einkommen in die Städte, was zu einer Unterversorgung auf dem Land und einer Überversorgung in manchen Städten führte (Tiedemann 2001: 17; Uebe 2000: 8).

Herausragend ist hier der Staat Sachsen zu nennen, der durch Anstellung aller Hebammen dafür sorgte, dass die Bevölkerung ausreichend mit Hebammenhilfe versorgt wurde. Dieses Vorbild wurde 1883 in der „Regelung des Hebammenwesens" übernommen. Darin wurden Hebammenbezirke und die Anstellung der Bezirkshebammen vorgeschrieben, um auch Frauen mit besserer Bildung einen Anreiz zur Berufsausübung zu geben, da der Hebammenmangel in manchen Gebieten zur Ausübung der „Hebammenpfuscherei" führte. Hebammenpfuscherei betrieben Frauen ohne Prüfungszeugnis, die dazu die gültigen Gebührensätze der Hebammen unterboten. Wurde allerdings kein Entgelt verlangt und die

Bezeichnung Hebamme nicht genannt, so konnte jede Person straffrei Hebammentätigkeiten durchführen (Uebe 2000:9).

Im 18. Jahrhundert sind Hebammenlehranstalten eingerichtet worden. Allerdings waren Art und Dauer der Ausbildung nicht einheitlich. Die Hebammentätigkeit wurde klar von der des Arztes abgegrenzt. Hebammen betreuten Schwangere, Gebärende und Wöchnerinnen grundsätzlich selbstständig. Die primäre Hauptaufgabe war und ist die Versorgung von Mutter und Kind, zu deren Wohlergehen die Hebammen verpflichtet sind (Uebe 2000: 12-14).

Sauer-Forooghi beschreibt, wie die starke Konkurrenz zu beruflichen Existenzängsten führte. Die Hebammen boten ihre Dienste zu Schleuderpreisen an oder arbeiteten nur im Nebenberuf als Hebamme. Der Bildungsstand war sehr gering, teilweise konnten diese weder lesen noch schreiben. Die Ausbildung der Hebammen war bekanntermaßen schlecht, dies führte seitens der Ärzte zu dem Vorwurf, die Hebammen seien für die Verbreitung des Kindbettfiebers verantwortlich. Nach Auftreten eines Kindbettfieberfalls wurde der jeweiligen Hebamme für mehrere Wochen die Berufszulassung entzogen. Ärzte hingegen durften bei gleicher Situation weiterpraktizieren (Sauer-Forooghi 2004: 20/21).

Aufgrund der schlechten wirtschaftlichen Situation der Hebammen wurde 1885 in Berlin der erste Hebammenverein gegründet, dem weitere folgten. Es wurden Hebammenzeitschriften herausgegeben, die Mitglieder sollten sich in wirtschaftlichen Notlagen beistehen, für mehr Ansehen in der Bevölkerung sorgen und durch feste Gebührenordnungen die finanzielle Situation der Hebammen verbessern. Ebenso wurde eine Möglichkeit geschaffen, sich sozial abzusichern, indem die „Allgemeine Deutsche Kranken-, Unterstützungs- und Sterbekasse" gegründet wurde (Tiedemann 2001: 5, 16/17, 19; Uebe 2000: 15).

1907 wurde die Forderung nach einer reichseinheitlichen „Allgemeinen Deutschen Hebammenordnung" laut und 1912 wurde die Hinzuziehung der Hebammen zu jeder Geburt gefordert, allerdings wurden diese Forderung und Förderung des Hebammenwesens durch verlängerte Ausbildung, verschärfte Auswahl der Hebammenschülerinnen und Beseitigung von Hebammennotlagen durch den Staat noch nicht erfüllt (Tiedemann 2001: 19; Uebe 2000: 15-18).

1919 wurde in Baden das erste Hebammengesetz erlassen, weitere Länder folgten mit unterstützenden Verordnungen. Darin enthalten waren wesentliche Neuerungen über die Aus- und Fortbildung, eine Niederlassungserlaubnis, ein zugesichertes Mindesteinkommen und die Altersvorsorge, sowie eine Altersgrenze von 65 Jahren geregelt. Die Zusammenarbeit bei Pathologien mit dem Arzt war festgelegt und die Hebammenvereine erfuhren eine Aufwertung. Die Vereine waren zu einer staatlich kontrollierten Berufsorganisation geworden, welche Einfluss nehmen konnte auf Niederlassungsgenehmigungen und -beschränkungen, sowie die Gestaltung der

Gebührenordnung und es wurden Hebammenstellen in den Kreisen eingerichtete, welche in Zusammenarbeit mit Ärzten einen entscheidenden Einfluss auf das Hebammenwesen ausübten (Tiedemann 2001: 24-28; Uebe 2000: 19-27).

Bei den bisher erfolgten Reformen des Hebammenwesens handelt es sich nicht nur um gesundheits- und bevölkerungspolitische Fragen, sondern auch um soziale, da die ökonomische Grundsicherung erreicht werden sollte (Tiedemann 2001: 28).

2.2 Entwicklung ab 1930

Seit 1883 beschreibt Eugenik die Anwendung wissenschaftlicher Konzepte auf die Bevölkerungs- und Gesundheitspolitik mit dem Ziel, den Anteil positiv bewerteter Erbanlagen zu vergrößern und dadurch negativ bewertete Erbanlagen zu verringern. Willig erläutert die weit verbreitete und stark diskutierte eugenische Betrachtung in der ersten Hälfte des 20. Jahrhunderts. In Deutschland wurde der Begriff unter dem Schlagwort Rassenhygiene und Blutreinheit zusammengefasst und verbreitet (Willig 2020). Willig erklärt die Rechtfertigung von Massenmorden an als „lebensunwert" definierten Menschen und grausame Menschenversuche in verschiedenen Konzentrationslagern mit dem Ansatz der nationalsozialistischen Rassenhygiene (Willig 2020). Ebenso wird bei Willig deutlich, dass sich die Verbreitung der Eugenik damals keineswegs auf Deutschland beschränkte, sondern viele Länder weltweit in unterschiedlicher Ausprägung eugenische Bevölkerungspolitik betrieben (Willig 2020).

In Deutschland sind seit 1900 die Geburtenzahlen stetig gefallen. Die Bevölkerungszahl und die Eheschließungen stiegen bis 1933 an, aber die Geburtenzahlen entwickelten sich von 36 Neugeborene/1.000 Einwohnern im Jahr 1900 zu 15 Neugeborenen/1.000 Einwohnen im Jahr 1933. Die Ideologie und Politik der Nationalsozialisten betonte die unverzichtbare Forderung nach Bevölkerungswachstum, womit nicht nur der Bevölkerungsstand gewahrt bleiben, sondern das Volk wachsen sollte. In den Hebammen fanden die Nationalsozialisten einen starken Bündnispartner in diesen Forderungen, da ein Geburtenanstieg für die Hebammen eine Existenzgrundlage bedeutete. (Uebe 2000: 34-36).

Fangerau et al. zeigen ebenfalls auf, dass der Hebammenberuf von Politikern recht schnell in seiner bevölkerungsrechtlichen Dimension erkannt wurde. Besonders in ländlichen Regionen trugen die Hebammen dafür Sorge, dass Mutter und Neugeborenes überlebten und dem Staat die wertvolle Ressource Mensch nicht verloren ging (Fangerau et al. 2010: 211).

Weiterhin führt Lisner aus, dass die Nationalsozialisten das „köstlichste Kapital des Volkes" in Leistungsfähigkeit und Gesundheit sahen. Es war erklärtes Ziel, einen „Volkskörper zu schaffen, der im Rassenkampf um Lebensraum" beste Voraussetzungen haben sollte. Der Hebammenlehrer Prof. Dr. August Meyer fordert die Hebammen 1934 dazu auf, dieses politische Ziel in die Arbeit zu integrieren. Die Eins-zu-eins-Betreuung durch Hebammen im Bereich Schwangerschaft, Geburt und Wochenbett wurde dadurch in den Kontext Gesunderhaltung und Wiedergeburt des Volkes gestellt (Lisner 2006: 37).

Entscheidende Veränderungen ergaben sich für die Hebammen mit der Einführung des Reichshebammengesetzes am 21. Dezember 1938. Uebe erläutert die darin beschriebene Hinzuziehungspflicht der Hebammen zu jeder Geburt, was bis heute den Stand des Berufes sichert, aber auch die Implementierung der nationalsozialistischen Ideologie von Mutterschaft, Kinderreichtum und Rassenlehre (Uebe 2000: 28).

Um nachzuvollziehen wie es dazu kommen konnte, dass die Hebammen sich politisch einbinden ließen, werden zwei Protagonistinnen vorgestellt, die maßgeblich dafür verantwortlich waren, den Hebammen die eugenischen Ansätze durch Steuerung über die Hebammenverbände vorzugeben. Es handelt sich hierbei um Nanna Conti und Emma Rauschenbach.

2.3 Nanna Conti

Abbildung 1: Nanna Conti

[Abbildung wurde aus urheberrechtlichen Gründen von der Redaktion entfernt.]

Quelle: Die deutsche Hebamme, 56. Jg. 1941, S. 103

Die Hintergründe von Nanna Contis Arbeit als Leiterin der NS-Einheitsstandesorganisation für Hebammen werden deutlich, wenn man die Erziehung und den Lebensweg Contis näher betrachtet.

Nanna Conti wurde 1881 geboren, sie ist die Hebamme, deren Namen direkt mit dem Nationalsozialismus in Verbindung gebracht wird. Ihre Kindheit und Jugend ist durch Unstetigkeit gekennzeichnet. Peters beschreibt dies als eine Zeit, in der es Umzüge, Verleumdung gegen den Vater und große finanzielle Unsicherheiten für die Familie gab. Die Erziehung durch den Vater übte großen Einfluss auf Contis Sichtweisen und Einstellungen aus. Dieser hatte Verbindungen zur Freimaurerei, mit einer Entwicklung deutschen Nationalgefühls und Patriotismus. Auch nach dem Tod des Vaters lebte Conti in einem Umfeld, welches eugenischen Maßnahmen positiv gegenüberstand. Diese Befürwortung nahm ab 1918 stetig zu.

Conti war weltanschaulich und politisch nachhaltig von ihrem Vater beeinflusst, so dass sie diese Erziehung bei ihren drei Kindern wiederholte (Peters 2018: 31-42).

1902 ließ sich Nanna Conti nach ihrer Scheidung zur Hebamme ausbilden, lebte mit ihren drei Kindern in Berlin und konnte ihren beiden Söhnen eine akademische Ausbildung ermöglichen. 1930 trat sie der NSDAP bei und galt als überzeugte Nationalsozialistin und Antisemitin. 1933 wurde sie Leiterin der NS-Einheitsstandesorganisation für Hebammen (Tiedemann 2013: 56-58).

Unter der Mitwirkung ihre Sohnes Dr. med Leonardo Conti -Staatskommissar für Gesundheitswesen im preußischen Innenministerium und später Reichsgesundheitsführer- war sie maßgeblich an der Gestaltung des Reichshebammengesetzes (RHG) von 1938 beteiligt (Uebe 2000: 36).

Nanna Conti brachte durch ihre beobachtende und schlussfolgernde Arbeit Neues und auch Gutes in die Hebammenarbeit, zum Beispiel wird auch heute noch davon abgeraten, die Brust vor dem Stillen abzuwaschen, so wie Conti dies eingeführt hatte (Peters 2018: 60-66).

Nach dem Krieg zog Conti nach Schleswig-Holstein, wo sie 1951 starb (Tiedemann 2013: 64).

2.4 Emma Rauschenbach

Abbildung 2: Emma Rauschenbach

[Abbildung wurde aus urheberrechtlichen Gründen von der Redaktion entfernt.]

Quelle: Sauer-Forooghi

Eine zweite Hebamme, die sich in der Entwicklung des Hebammenwesens sehr engagiert hat, aber weites gehends unbekannt ist, ist Emma Rauschenbach, welche von Sauer-Forooghi beschrieben wird. Sie wurde im Jahre 1870 geboren und hatte nachfolgend acht Geschwister, ihre Eltern kamen aus einfachen Verhältnissen. Rauschenbach ging zur Schule und musste durch den frühen Tod des Vaters, als Emma 12 Jahre alt war, gemeinsam mit den Geschwistern hart im Kolonialwarenladen der Eltern arbeiten, damit die Familie überleben konnte. Im Jahre 1890 gebar sie eine uneheliche Tochter, heiratete wenige Monate später und absolvierte bis Dezember 1892 die Ausbildung zur Hebamme mit bestandener Prüfung. Der Antrieb dazu kam daher, dass sie miterlebt hatte, wie ihre Mutter allein mit acht Kindern, aber ohne Berufsausbildung, ums Überleben kämpfen musste. Seit Anfang 1904 litt Rauschenbach immer wieder an Lungenentzündungen und Katarrhen, die sie nicht vollständig auskurieren konnte. Obwohl ihr Ärzte aufgrund des dauerhaft geschwächten Gesundheitszustandes und den zahlreichen sowie langen Geburtsbegleitungen dringend davon abrieten, weiterhin zu arbeiten, war es ihr aus wirtschaftlichen Gründen nicht möglich, dies bereits 1920 zu tun.

Nach dem Eintritt in die Rente begann sich Emma Rauschenbach mit ganzer Kraft der Verbandsarbeit zu widmen, um die Arbeitsbedingungen der Hebammen zu verbessern. Sie war in zahlreichen Verbänden tätig. 1919 wurde Rauschenbach nach einigen Kontroversen und einer Umbenennung im Untertitel zu „Bund der sächsischen Hebammenvereine" die erste Vorsitzende des ADHV. Conti stimmte diesem Vorschlag damals zu, möglicherweise um Rauschenbach für den RDH zu nutzen, da diese eine Vertrauensperson darstellte. Sie war die erste und einzige Delegierte, die an den Tagungen des Bundes Deutscher Frauenvereine (BDF) teilnahm und dort für eine bessere Position der Frauen und ihren Interessen warb (Sauer-Forooghi 2004: 23-; vgl. Tiedemann 2001: 65).
Nach weiteren gesundheitlichen Einbrüchen beantragte Rauschenbach schließlich 1924 die Versetzung in den Ruhestand. Nach einem schweren Sturz verstarb sie am 27.07.1946 in Leipzig (Sauer-Forooghi 2004: 2-10).

3 Hebammenarbeit im Nationalsozialismus

3.1 Das Reichshebammengesetz

Das Reichshebammengesetz von 1938 brachte eine tiefgreifende Veränderung in den Hebammenberuf. Die Ausbildung wurde reichseinheitlich festgelegt, Fortbildungen verpflichtend eingeführt, die Tätigkeitsfelder „Beratung und Meldepflicht" neu aufgenommen, eine rudimentäre Ethik verankert, die Vorbehaltstätigkeit definiert und eine Niederlassungserlaubnis in Verknüpfung mit einer Mitgliedschaft der Reichshebammenschaft festgeschrieben. Für die Ausbildung und die Berufsausübung wurden Altersgrenzen eingeführt, welche für Parteimitglieder gelockert oder ganz aufgehoben wurden. Dadurch bestand die Möglichkeit, pflichttreue Parteimitglieder vorzuziehen und in die Hebammenarbeit einzubringen. Jede Frau im deutschen Reich sollte Hebammenhilfe erhalten können und die Hinzuziehungspflicht einer Hebamme zur Geburt wurde festgeschrieben. Ein Mindesteinkommen wurde mit 1.200,- Reichsmark (RM) festgelegt.

Hebammen, die sich weigerten, Mitglied in der NSDAP zu sein oder die Beiträge nicht ordnungsgemäß zahlten, erhielten ein Berufsverbot. Mit dieser Neustrukturierung wurde ein reichsweites Hebammenlehrbuch herausgegeben. Dies war allerdings nicht neu konzipiert, sondern wurde vom Staude-Verlag lediglich um erb- und rassenbiologische Inhalte erweitert (Peters 2018: 249 – 255).

Lothar Loeffler, ein Arzt ohne geburtshilfliche Ausbildung, schreibt dem Kapitel über Grundlagen der Erb- und Rassenpflege den Hebammen eine wichtige Rolle zu. Diese sollen zum Beispiel deutsche Frauen vor „näherem Umgang mit fremdrassigen Männern" warnen. Loytved weist darauf hin, dass diese Ideologie nicht auf originärem Hebammenwissen beruht und alle Hebammen in Deutschland dieser Ideologie ausgesetzt waren (Loytved et al. 2018). Das RHG war das erste einheitliche Hebammengesetz für Deutschland. Die Hebammentätigkeit war kein Gewerbe mehr und durch die nötige Niederlassungserlaubnis waren alle Hebammen Pflichtmitglieder der Reichshebammenschaft (Uebe 2000: 28) Die Mitglieder wurden mit der regelmäßig erscheinenden „Zeitschrift der Reichsfachschaft Deutscher Hebammen" vom Staude-Verlag -später umbenannt in „Die Deutsche Hebamme"- indoktriniert (Lisner 2006: 259; Peters 2018: 255).

3.2 Der rassenhygienische Hintergrund und die Einbindung der Hebammen

Industrialisierung und Urbanisierung werden im frühen 20. Jahrhundert von Fangerau et al. als Ursache für eine Belastung der Bevölkerung und der Wohlfahrtssysteme gesehen.

Daraus ergaben sich politische, soziale und ökonomische Umwälzungen, in denen ein rassenhygienisches Konzept mit bevölkerungs- und sozialpolitischen Zielen seinen Ursprung fand. Die Arbeiterbewegung, Kämpfe um Verteilung von Macht und Kapital, ein immer stärkeres soziales Ungleichgewicht und andere gesellschaftliche Schwierigkeiten schürten in gebildeten Kreisen die Angst vor einem allgemeinen Niedergang. Die Schlagworte „Dekadenz", „Degeneration" und „Entartung" standen für die Furcht, dass „untere Schichten" die Macht an sich reißen könnten oder mittlere Qualität der Bevölkerung verringert würde, so dass es zum Untergang des Kulturstaates kommen könne. Die Folgen des ersten Weltkrieges verstärkten die bestehenden sozialen Probleme (Fangerau et al. 2010: 215).

Herlitzius beschreibt die Eugenik als „Wissenschaft von der guten Zeugung", die objektives Wissen zur Verbesserung des Erbgutes der Bevölkerung etablieren sollte. Daraus entstand die spezifische deutsche Variante der Rassenhygiene. Dies ist eine Radikalisierung der Eugenik als Menschenzüchtungsprogramm mit rassenideologischen und rassenanthropologischen Aspekten (Herlitzius 1995: 14).

Abbildung 3: Qualitativer Bevölkerungsabstieg

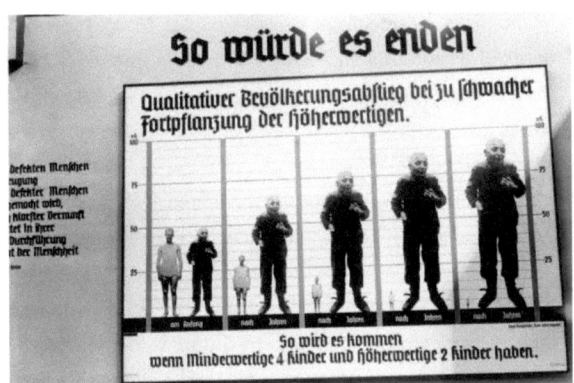

Quelle: Bundesarchiv, Bild 102 – 16748, März 1935

Fangerau et al. erklären die daraus resultierende eugenische Bewegung. Diese lieferte mit der Diagnose des Niedergangs (siehe Abbildung 3) die notwendige Therapie. Nach eugenischer Lehre waren sozialer Erfolg durch Intelligenz und Verhalten allein durch Erbanlagen festgelegt, wodurch nur eine Erbselektion eine effektive Maßnahme gegen den Niedergang darstellte.

Zur Durchführung der Erbselektion wurden Maßnahmen wie Eheberatungen, Sterilisationen, Steuervergünstigungen sowie einkommensgekoppelte Kindergeld- und Kinderprämienzahlungen eingeführt. Das Ziel war es, „defekte Gruppen" von der

Fortpflanzung und Vererbung auszuschließen, wozu 1933 das Sterilisierungsgesetz eingeführt wurde. Bei der Durchführung des Gesetzes und weiterer eugenischer Maßnahmen sollten Hebammen tätig werden (Fangerau et al. 2010: 215 – 217). Benedict et al. benennen die Regulation der Reproduktion als primären Ausgangspunkt für die Manifestation von Biopolitik und Rassenhygiene. Der NS-Staat wollte die Fortpflanzung derjenigen Menschen, die eine "Erbkrankheit" haben oder "rassisch unterlegen" sind, verhindern, während die Geburtenrate derjenigen, die als "wertvoll" und "gesund" angesehen wurden, gesteigert werden sollte (Benedict et al. 2014: 166).

Lisner beschreibt konkret, in welcher Form die Hebammen eingebunden waren. Da die „Weitergabe unerwünschter Erbfaktoren" unterbunden werden sollte, waren Hebammen verpflichtet, Amtsärzten „Erbkranke" zu melden, wofür sogar das Berufsgeheimnis aufgehoben wurde. Eine Verletzung der Meldepflicht wurde mit 150,- RM bestraft, allerdings verfügten die Hebammen über einen weiten Handlungsspielraum, der nach eigenem Ermessen gestaltet werden konnte (Lisner 2006: 260 – 266).

Stärker als beim Sterilisationsgesetz waren die Hebammen allerdings 1939 beim Runderlass „Meldepflicht missgestalteter Neugeborener" betroffen. Um die Hebammen direkter einzubeziehen, wurde nicht nur in Fachzeitschriften immer wieder und deutlicher darauf hingewiesen, dass den Eltern und geschädigten Kindern das Leid des Überlebens eines derart unwürdigen Daseins erspart werden sollte, sondern auch jede Meldung mit 2,- RM vergütet.

Die gemeldeten Kinder wurden von einem Amtsarzt beurteilt und anschließend zur weiteren Verwahrung in Kinderfachanstalten übergeben. Von der Meldung bis zur Einlieferung vergingen im Durchschnitt drei bis sechs Monate. Nicht nur dem Fachpersonal, auch der Bevölkerung wurde ziemlich schnell klar, dass in den Kinderfachanstalten keine Kinder geheilt, sondern diese verwahrt wurden, wobei die Sterbewahrscheinlichkeit bei ca. 22% lag. Im Nachhinein wurden ebenfalls Versuche mit Medikamenten an den Kindern bekannt. Suchten Hebammen Hilfe bei den ortsansässigen Ärzten, bekamen sie eher noch Vorschläge, wie das Kind bereits vor Einlieferung zu töten sei. Die Einlieferung in die Kinderfachanstalten stellte daher eine Möglichkeit dar, sich der direkten Verantwortung der Mittäterschaft zu entziehen, auch wenn das Ergebnis für die Kinder klar war (Lisner 2006: 267 – 278).

Uebe beschreibt, dass in den §§ 1 und 2 der Hebammendienstordnung von 1943 -welche maßgeblich ebenfalls von Nanna Conti und ihrem Sohn gestaltet wurde- die Mitwirkung der Hebammen festgeschrieben ist. Wenngleich dort die Versorgung von Mutter und Kind aufgeführt war, stand doch die Verpflichtung gegenüber der Volksgesundheit darüber (Uebe 2000: 36/37).

Es fanden Entsendungen von Hebammen durch die Landesfachschaften statt. So zeigt Peters auf, dass in einem Entbindungsheim bei Braunschweig Neugeborene von Zwangsarbeiterinnen nach der Geburt von ihren Müttern getrennt wurden. Die hygienischen Verhältnisse und die medizinische Versorgung in diesen „Ausländerkinderheimen" war katastrophal, die Letalität der Kinder wird mit 30–90 % angegeben. Zuständige für die Betreuung der Säuglinge, an denen wahrscheinlich Mangelernährung und Sulfonamidversuche untersucht wurden, war eine „volksdeutsche" Hebamme mit Wissen der Landesfachschaft Niedersachsen (Peters 2018: 272/273).

3.3 Hausgeburt versus Anstaltsentbindung

Vor dem RHG war es üblich, dass Hebammen Gebärende zu Hause betreuten, in den Kliniken aber Ärzte und angelerntes Hilfspersonal für die werdenden Mütter da waren. Die Hausgeburt wurde der Klinikgeburt als deutlich überlegen dargestellt. Als Vorteile wurden die geringere perinatale Sterblichkeit von Müttern und Säuglingen, ein normaler Geburtsverlauf, ununterbrochene Hebammenbetreuung unter der Geburt, Stillförderung, Bindungsförderung in der Familie und langsamer, aber stetiger Übergang zum Alltag, geringere Keimbelastung in den eigenen Räumen und geringere Kosten für die öffentliche Hand genannt. Es gab ein großes Gefälle zwischen Stadt und Land. Während in den Städten die Rate der Klinikgeburten bei 70 – 90% lag, war der Anteil auf dem Land bei 5-13% (Uebe 2000: 37 – 39).

Der Grund für die steigende Tendenz zur Klinikgeburt Anfang des 20. Jahrhunderts sieht Sauer-Forooghi in den Möglichkeiten der Schmerzbekämpfung, operativen Verfahren, wissenschaftlicher Geburtshilfe und Antiseptik. Hebammen wurden als unmodern angesehen und eine Klinikgeburt galt als schick. Die Hebammen sahen darin eine Entwertung und in Folge Auflösung ihres Berufstandes. Rauschenbach setzte sich für die Stärkung der Hausgeburt ein, da in der Klinik weniger Hebammen mehr Gebärende betreuten und es keine Verpflichtung zur Hebammenbetreuung gab. (Sauer-Forooghi 2004: 85 – 87).

Noch 1937 setzte sich auch Leonard Conti für die Hausgeburtshilfe und gegen die Gynäkologen ein, nach jahrelangem Diskurs kam es zu einer Übereinkunft, in der der Anstaltsgeburtshilfe ebenfalls große Bedeutung zugewiesen wurde. Es ging keinesfalls um Qualitätssicherung der Geburtshilfe, sondern um die Vormachtstellung am Kreißbett (Uebe 2000: 39-42).

Peters berichtet den Missbrauch von Schwangeren in den Kliniken, welche als

Untersuchungs- und Übungsobjekte für Hebammen und Ärzte fungierten. Um die Lehre zu sichern, wurde auf eine ausreichende Belegung der Klinik geachtet. Das Amt für Volksgesundheit erließ 1944 eine Anweisung von Leonard Conti, dass den Frauenkliniken ausreichend ausländische Hausschwangere zugewiesen wurden (Peters 2018: 273/274). Die Zuweisung ausländischer Hausschwangerer stellte einen Kompromiss zwischen der Forderung nach „Lehrmaterial" für die Klinik auf der einen Seite und den Kosten der Geburtshilfe sowie dem Bedarf an Krankenhausbetten für Kriegsverwundete auf der anderen Seite dar. Es ist anzunehmen, dass die Nationalsozialisten die Hebammen stärkten, indem sie deren Existenz durch eine Befürwortung der Hausgeburt unterstützten, um sich im Gegenzug deren Mitarbeit bei der Erhöhung der erbgesunden Geburtenzahlen zu sichern (Uebe 2000: 42; vgl. Tiedemann 2001: 109 - 121).

Bemerkenswert ist, dass die unter den Nationalsozialisten geführte Diskussion um den „richtigen" Geburtsort auch im Jahr 2020 noch mit heftiger Vehemenz zwischen den verschiedenen Parteien (Ärzteschaft und Hebammenkollektiv) geführt wird, ohne dass ein Bewusstsein für die Wurzeln im dritten Reich besteht.

4 Diskussion

Die Hebammenstellung unter den Nationalsozialisten lässt sich durch die Quellen gut nachvollziehen. Nanna Conti war eine Frau mit Führungsqualitäten, die eugenischen Maßnahmen bereits durch ihre Erziehung offen und zugewandt gegenüberstand. Ihre Arbeit im Verband machte es ihr möglich, diese Ideologie verbindlich für alle Hebammen im deutschen Reich zu etablieren. Man muss ihr großes diplomatisches Geschick unterstellen, hatte sie sich doch an entscheidenden Stellen Unterstützer gesichert.

Wesentlich sind hier ihr Sohn Leonard und die Kollegin Emma Rauschenbach zu nennen. Dr. med Leonard Conti hatte durch seine Position als Reichsgesundheitsführer die Macht, die eugenische und berufspolitische Interessen seiner Mutter anzubringen, sowie diese in Form von Gesetzen oder Verordnungen anzuordnen. Weiterhin hatte Nanna Conti nicht vergessen, dafür zu sorgen, dass die Hebammenschaft auch mitzog, wofür sie Emma Rauschenbach benötigte. Zur Wahrung und Umsetzung ihrer Ideen brachte sie Emma Rauschenbach dazu, das RHG populär an die Hebammen zu bringen, da Rauschenbach bei den Kolleginnen sehr geschätzt wurde.

Der deutsche Hebammenverband (DHV) sieht in der Zwangsauflösung und Gleichschaltung der Berufsverbände in die RDH die Schaffung einer straff hierarchischen Berufsorganisation, ähnlich der Struktur des Führerprinzips. Mit der Angliederung an das Reichsministerium für Inneres unter Leonardo Conti gerieten die Hebammen direkt unter die Kontrolle der Nationalsozialisten. Die Folge war der Selbstbestimmungsverlust des Verbandes in Berufsfragen (DHV 2011).

Die Hebammen als Akteure im eugenischen Rassenkampf einzusetzen war wiederum ein geschickter Feldzug des Leonardo Conti, hatten diese doch Zugang zu den Familien und wurden von ihnen in die intimsten Bereiche wie das häusliche Schlafzimmer gerufen (Tiedemann 2001: 5). Benedict et al. bezeichnen den zentralen Wert der Stärkung des Hebammenberufs in der Definition von „Mütterlichkeit". Dies betrifft das Hauptziel einer gesunden Mutter und eines gesunden Kindes nach Geburt, bedingt durch Hebammenbetreuung und deren Wissensvermittlung um gesunde Lebensführung (Benedict et al. 2014: 166). Fachlich kompetente Hebammen sollten als Propagandistin und Multiplikatorin von „Erbgesundheit und Rassenpflege" fungieren (DHV 2011).

Auch gelten Hebammen schon immer als Vertraute der Frau, wodurch sich ein Wissensvorsprung und damit eine Vormachtstellung ergibt. Diese wurde von den Nationalsozialisten geschickt genutzt, um die Rassenideologie der NSDAP zu verbreiten und voranzutreiben. Wie sich die einzelnen Hebammen positionierten, ob und wie weit sie sich instrumentalisieren ließen, kann und muss weiter erforscht werden (DHV 2011). Sicher ist allerdings, dass Hebammen durchaus eine Rolle spielten und ebenso nach Zwangssterilisationen die Frauen versorgten, wie auch bei Abbrüchen assistierten und Kinder meldeten, die unter anderem in der Aktion T4[1] ums Leben kamen.

Benedict et al. beschreiben die problematische Einbeziehung der Hebammen in die Rassenhygiene. Die angedachte Umsetzung musste zwangsweise am Doppelmandat der Hebammen scheitern. Auf der einen Seite erfüllten sie die ihr übertragene Verpflichtung im Rahmen der sogenannten Sterbehilfe an Kindern durch Meldungen, auf der anderen war es den Hebammen wichtig, Mütter und Kinder gesund durch Schwangerschaft, Geburt und Wochenbett zu begleiten, dies betraf auch die jüdischen Frauen ihrer Nachbarschaft. Aufgrund der bestehenden Kundenbeziehungen und ihrer eigenen Einstellungen und Werte war das Verhalten der Hebammen oftmals widersprüchlich (Benedict et al. 2014: 176 – 178).

Százs bezeichnet die Politik der NSDAP als ebenso widersprüchlich. Die Doppelgesichtigkeit wird in Form der pro- und antinatalistischen Haltung deutlich. Pronatalistisch durch die Förderung von Mutterschaft bei arischen Frauen und antinatalistisch durch die Zwangssterilisation von Jüdinnen und Frauen anderer Volkszugehörigkeit („Schwangersein ist eine gesundheitliche Angelegenheit von Frauen", viertausendhertz, D 2019, #01:03:30 – 01:04:40#).

Auch wenn finanzielle Zwänge in Form einer abhängigen Beschäftigung durch die Unterstellung an den Amtsarzt und Angst vor Sanktionen eine Rolle gespielt haben dürften, gab es sicher auch mehr Hebammen, als nur eine Nanna Conti, die sich mit der eugenischen Rassenlehre verbunden fühlten. Auffällig ist, dass manche Hebamme äußern, nichts davon mitbekommen zu haben oder es in ihrem Arbeitskontext davon nichts gegen habe. Die Verantwortung allein Mutter und Kind gegenüber kann und muss oft genug betont werden, um die Unabhängigkeit der Hebammen zu verdeutlichen.

Schmitz- Köster nennt als Beispiel Toni Kaldewey, geb. Scherer. Diese arbeitete als Hebamme im Lebensbornheim[2] der SS-Organisation. Dort war es erklärtes Ziel, „rassische

---

[1] **Aktion T4** ist eine nach 1945 gebräuchlich gewordene Bezeichnung für die systematische Ermordung von mehr als 70.000 Menschen mit körperlichen, geistigen und seelischen Behinderungen in Deutschland von 1940 bis 1941 unter Leitung der Zentraldienststelle T4. Diese Ermordungen waren Teil der Krankenmorde in der Zeit des Nationalsozialismus, denen bis 1945 über 200.000 Menschen zum Opfer fielen (Quelle: Wikipedia).

[2] **Lebensborn e. V.** war in der Zeit des Nationalsozialismus ein von der SS getragener, staatlich geförderter Verein, dessen Ziel es war, auf der Grundlage der nationalsozialistischen Rassenhygiene und Gesundheitsideologie die Erhöhung der Geburtenziffer „arischer" Kinder herbeizuführen. Dies sollte durch Abhalten unverheirateter Frauen und Mädchen von einem Schwangerschaftsabbruch, durch Anbieten anonymer Entbindungen und die anschließende Vermittlung der unehelichen Kinder zur Adoption – bevorzugt an Familien von SS-Angehörigen – erreicht werden (Quelle: Deutsche Hebammenzeitschrift).

und erbbiologisch wertvolle" Mütter und deren Kinder zu unterstützen. Nach Aussagen von Kaldewey gab es im Lebensborn keine maternalen oder kindlichen Todesfälle oder gar fehlgebildete Kinder, welche hätten gemeldet werden müssen. Diese Behauptung ist allerdings durch Aufzeichnungen als Falschaussage zu belegen (Schmitz-Köster 2016).

Als Gegenzug gab es durch das RHG für die Hebammen wichtige Änderungen, um ihren Stand und das Ansehen in der Bevölkerung zu stärken. Erst mit dem RHG gab es eine einheitliche, qualifizierte Ausbildung und die Hebammenarbeit wurde in Deutschland im Wesentlichen durch die „Hinzuziehungspflicht" und „vorbehaltene Tätigkeit" fest verankert. Auch wurde versucht, durch die höhere Qualifizierung die Hausgeburtshilfe zu stärken, von welcher die Hebammen als Einkunftsquelle abhängig waren. Ein weiterer Arbeitsmarkt wurde durch die Hinzuziehungspflicht in den Kliniken etabliert. Waren vorher aus Kostengründen nur wenige Hebammen in Kliniken tätig und die Gebärenden wurden von Ärzten und Pflegepersonal behandelt, mussten nach dem RHG Hebammen in Kliniken angestellt werden.

Peters stellt rückblickend fest, dass sich Nanna Conti in den zwölf Jahren des „tausendjährigen Reiches" um die Eigenständigkeit ihrer Fachschaft und die Wahrung des Hebammenberufes bemühte. Dadurch manifestierte sie die herausgehobene Position der Hebammen im deutschen Gesundheitswesen (Peters 2018: 163).

Der DHV hält fest, dass die leitenden Funktionärinnen des RDH Täterinnen und Mittäterinnen waren. Sie stimmten mit den Zielen der NSDAP überein und waren bei der Durchsetzung behilflich. Es ist erwiesen, dass Nanna Conti als damalige Leiterin des RDH wenig Gegenwehr erhielt, sogar posthum wurde Conti sowie andere Funktionärinnen vom damals neu gegründeten Hebammenverband für ihre Etablierung des Hebammenwesens geehrt. Die Untersuchungen weisen darauf hin, dass Hebammen sich aktiv mitschuldig gemacht haben. Dies passierte durch das Handeln an ihnen anvertrauten Müttern und Kindern, ihr Mitwirken bei der Pflege von zwangssterilisierten Frauen sowie die Meldung von „auffälligen" Neugeborenen, welche daraufhin in Kinderkliniken zu Forschungszwecken schwerst misshandelt oder ermordet wurden (DHV 2011).

Besonders schwerwiegend ist, dass der deutsche Hebammenverband als größtes Gremium der Hebammen mit einer Mitgliederzahl von knapp 18.000 erst 2011 eine allgemeine Erklärung verfasst, in der die Mitschuld der Hebammen anerkannt wird (DHV 2011).

5 Fazit

Es fällt auf, dass sehr viele Themen der Hebammenpolitik aus dem späten 19./Mitte 20. Jahrhundert auch noch heute – knapp 150 Jahre später - sehr aktuell sind. Die Hebamme trägt durch die Struktur der Arbeit im häuslichen Umfeld die medizinische Verantwortung für Mutter und Kind. Sie ist befähigt sowie berechtigt alle nötigen Untersuchungen zu erkennen und durchzuführen. Es handelt sich hierbei um die einzige Berufsgruppe im medizinischen Bereich, die ohne Arztanweisung tätig sein kann. Den Umfang der Leistung bestimmt die Hebamme im Rahmen der gesetzlichen Vorgaben selbstständig und eigenverantwortlich.

Frank bringt die bittere Wahrheit auf den Punkt. Es gab bis heute nur eine Zeit, in welcher die Arbeit der Hebammen in Deutschland politisch massiv gefördert wurde: die Zeit des Nationalsozialismus. Und damals wurden die Hebammen zu unethischen Zwecken instrumentalisiert (Frank 2012). Peters schreibt dazu, dass das RHG das Tätigkeitsmonopol einer Hebamme vorgibt, welches bis heute gültig ist (Peters 2018: 251).

Szász berichtet aber auch von problematischen Gesetzen, die den Hebammen aus der Nazizeit erhalten geblieben sind. Die §§ 218 und 219a wurden 1933 reformiert und sind in dieser Form bis heute erhalten geblieben. Durch das dort geregelte Werbeverbot für Schwangerschaftsabbrüche haben Frauen auch heute noch wenig Möglichkeiten, sich neutral über Abbrüche informieren zu können („Schwangersein ist eine gesundheitliche Angelegenheit von Frauen", viertausendhertz, D 2019, #01:02:05 – 01:04:40#).

Der DHV ruft nach den Erfahrungen der Geschichte des Berufsverbandes zu Nachdenklichkeit und Wachsamkeit auf. Nicht nur Rechtsradikalismus wird als alarmierend genannt, sondern auch die Entwicklung in der Reproduktionsmedizin mit allen Möglichkeiten der Diagnostik wird vom ihm als problematisch betrachtet (DHV 2011). Richtig ist, dass die heutige Vormachtstellung der Hebammen begründet in der „Hinzuziehungspflicht" und der „vorbehaltenen Tätigkeit" ausnahmslos aus der Zeit des NSDAP stammt und dort für die Hebammen gesetzlich festgeschrieben wurde. Ebenso wurde die Hausgeburtshilfe positiv angesehen und unterstützt. Eine Sichtweise, die sich auch heute wieder viele Hebammen von der Regierung wünschen.

Wesentlich ist allerdings festzuhalten, dass sich alle Hebammenverbände im Jahr 2020 deutlich von der rassenhygienischen Arbeit unter den Nationalsozialisten distanzieren. Wichtig ist den Hebammen eine gute Versorgung von Mutter und Kind in Schwangerschaft, Geburt und Wochenbett völlig unabhängig vom politischen Ursprung der gesetzlichen Regelungen.

Abbildungsverzeichnis

Abkürzungsverzeichnis

ADHV	Allgemeiner Deutscher Hebammenverband
ADHZ	Allgemeine Deutsche Hebammenzeitung
BDF	Bund Deutscher Frauenvereine
DHV	Deutscher Hebammenverband
NSDAP	Nationalsozialistische Deutsche Arbeiterpartei
RDH	Reichsfachschaft deutscher Hebammen
RHG	Reichshebammengesetz
RM	Reichsmark

Literaturverzeichnis

Benedict, S., Shields, L. (2014): Nurses und Midwives in Nazi Germany. The "Eugenic Programs". Routledge, Taylor & Francis, New York

Deutscher Hebammenverband (2011): Zur Rolle der Berufsorganisation der Hebammen im Nationalsozialismus. Online abrufbar unter: https://www.hebammenverband.de/verband/geschichte/index.php?eID=tx_nawsec uredl&u=0&g=0&t=1583574120&hash=3578802ee0056efcff26d3c3401df57a4579 147e&file=/fileadmin/user_upload/pdf/DHV_Stellungnahme_HebammenNationalso zialismus_final_2016.pdf (abgerufen am 23.11.2019)

Fangerau, H., Braune, F. (2010): Die bevölkerungspolitische Dimension des Hebammenberufes. Reihe: Kölner Beiträge zu Geschichte und Ethik der Medizin, Band 1, Hrsg. D. Schäfer, Kassel university press GmbH, Kassel

Frank, C. (2012): Das konnte nicht lange gutgehen. Geschichte der Hebammen. Süddeutsche Zeitung, Online abrufbar unter: https://www.sueddeutsche.de/leben/geschichte-der-hebammen-als-heilige-verehrt-als-hexen-verteufelt-1.1424326-0 (abgerufen am 03.11.2019)

Herlitzius, A. (1995): Frauenbefreiung und Rassenideologie: Rassenhygiene und Eugenik im politischen Programm der „Radikalen Frauenbewegung" (1900 – 1933), Deutscher Universitätsverlag, Leverkusen

Janas, H. (2019): Hebammen. Lexikonbeitrag aus SGB Office Professional, Haufe, Online abrufbar unter: https://www.haufe.de/sozialwesen/sgb-office-professional/hebamme_idesk_PI434_HI524547.html (abgerufen am 03.11.2019)

Lisner, W. (2006): Hüterinnen der Nation: Hebammen im Nationalsozialismus. Reihe „Geschichte und Geschlechter". Campus, Frankfurt, New York

Loytved, C., Hauser, R. (2018): Lothar Loeffler: Erziehungsratschläge für Hebammen. Online abrufbar unter: https://digitalcollection.zhaw.ch/bitstream/11475/13806/3/2018_Loytved_Lothar_Lo effler.pdf (abgerufen am 03.12.2019)

Peters, A. K. (2018): Nanna Conti (1881-1951) Eine Biographie der Reichshebammenführerin. Schriftreihe der Stipendiatinnen und Stipendiaten der Friedrich-Ebert-Stiftung, Band 50, LIT Verlag Dr. W. Hopf, Berlin

Sauer-Forooghi, F. (2004): Emma Rauschenbach (1870-1946): ein Leben im Dienste des deutschen Hebammenwesens. Berichte aus der Medizin. Shaker, Aachen

Schmitz-Köster, D. (2016): Das hat es nicht gegeben....Deutsche Hebammenzeitschrift 2016, Online Abrufbar unter: https://www.dhz-online.de/no_cache/archiv/archiv-inhalt-heft/archiv-detail-abo/artikel/das-hat-es-nicht-gegeben/ (abgerufen am 23.11.2019)

Statista (2019): Anzahl der Hebammen und Entbindungspfleger in Deutschland in den Jahren 2000 bis 2017. Statistisches Bundesamt, Online abrufbar unter: https://de.statista.com/statistik/daten/studie/159664/umfrage/hebammen-und-entbindungspfleger-in-deutschland-seit-2000/ (abgerufen am 03.11.2019)

Tiedemann, K. (2001): Hebammen im Dritten Reich: über die Standesorganisation für Hebammen und ihre Berufspolitik. Mabuse-Verlag Wissenschaft. Mabuse-Verlag, Frankfurt am Main

Uebe, A. (2000): Die rechtliche Situation der Hebammen in der Geburtshilfe in Deutschland seit 1871. Staude, Hannover

Viertausendhertz (2019): Schwangersein ist eine gesundheitliche Angelegenheit von Frauen. Elementarfragen über Schwangerschaft mit Nora Szász, Online abrufbar unter: https://viertausendhertz.de/ef27/ (abgerufen am 06.12.2019)

Willig, H.-P. (2020): Eugenik. Online abrufbar unter: https://www.biologie-seite.de/Biologie/Eugenik (abgerufen am 04.01.2020)

BEI GRIN MACHT SICH IHR WISSEN BEZAHLT

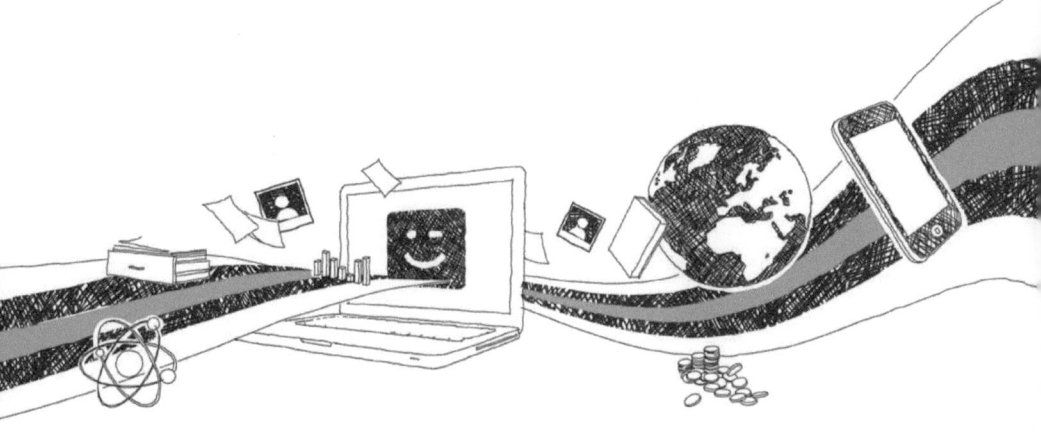

- Wir veröffentlichen Ihre Hausarbeit,
  Bachelor- und Masterarbeit

- Ihr eigenes eBook und Buch -
  weltweit in allen wichtigen Shops

- Verdienen Sie an jedem Verkauf

Jetzt bei www.GRIN.com hochladen
und kostenlos publizieren

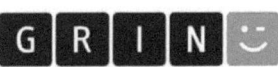